RÉFLEXIONS
SUR L'INDEMNITÉ
DUE AUX ÉMIGRÉS.

LE NORMANT FILS, IMPRIMEUR DU ROI,
rue de Seine, n° 8, F. S. G.

RÉFLEXIONS

SUR

L'INDEMNITÉ

DUE AUX ÉMIGRÉS.

Justitia est constans ac perpetua
voluntas jus suum cuique tribuendi.

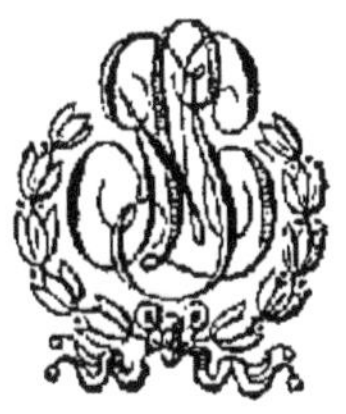

A PARIS,

CHEZ LE NORMANT PÈRE, LIBRAIRE,

RUE DE SEINE, N° 8, F. S. G.

1824.

RÉFLEXIONS

SUR L'INDEMNITÉ

DUE AUX ÉMIGRÉS.

Tout annônce que les Chambres vont être appelées à prononcer sur la grande question de l'indemnité due aux émigrés; mais cette question peut-elle en être une, s'il est vrai que la justice ne soit que la ferme et constante volonté de rendre à chacun ce qui lui appartient?

Des écrivains d'un ordre supérieur ont prouvé la justice, et par conséquent, la nécessité de cette mesure. Se flatter de les surpasser, seroit démence, avoir même des prétentions à les égaler seroit au moins témérité. Cet écrit n'a donc pas seulement pour but de prouver que l'indemnité est indispensable, mais d'examiner le mode qu'il seroit le plus convenable d'adopter pour la fixer et la répartir avec justice, *jus suum cuique tribuere.*

Quant aux moyens de libération et aux ressources qui la doivent opérer, je ne m'en occuperai pas; cela est étranger à mon sujet.

Mais, avant de développer les idées qui se sont présentées à mon esprit, il est bon de définir la confiscation, de connoître les causes de l'émigration et de savoir quels étoient les devoirs, les projets et les droits de ceux qui ont quitté la France dans les premières années de la révolution.

La confiscation est un droit en vertu duquel la puissance publique réunit à son domaine les biens de ceux qui, par leurs crimes, ont mérité cette peine;

Ou, si l'on veut, je dirai avec *Domat:* la confiscation est une peine qu'on appelle ainsi, parce qu'elle dépouille ceux qui l'ont encourue de tous leurs biens et les acquiert au fisc.

Elle existoit dans l'ancien ordre de choses : lorsqu'un individu étoit condamné à la peine capitale, ou même à une peine qui entraînoit la mort civile, ses biens étoient confisqués au profit du roi, ou au profit du seigneur. On sait que, dans certaines coutumes, la confiscation avoit lieu en faveur des hauts justiciers qui exerçoient jusqu'à un certain point une partie de la puissance publique.

Si nous étions encore sous le régime féodal,

il ne seroit donc pas difficile de justifier le droit de confiscation.

L'investiture d'un fief étoit toujours censée avoir eu lieu originairement sous la condition que le vassal seroit *féal;* or, rien de moins féal qu'un misérable traîné à l'échafaud, ou conduit aux galères à perpétuité, pour assassinat ou pour vol.

Mais, en outre, la confiscation avoit pour objet, d'indemniser soit le roi, soit le seigneur, des frais qu'il avoit fallu avancer pour convaincre et faire condamner le coupable.

Sous ce dernier point de vue, la confiscation n'avoit rien d'odieux, parce qu'il est juste que les biens du criminel répondent du dommage et du tort qu'il a causés ; elle étoit en outre de beaucoup adoucie dans la pratique, parce que, quand elle avoit lieu au profit du souverain, presque toujours les biens confisqués étoient remis aux familles. La bonté de nos rois avoit, en quelque sorte, fait de cette remise un droit commun.

Cette espèce de confiscation subsiste encore virtuellement aujourd'hui, puisque, si le coupable d'un crime ou même d'un délit a des biens, ils peuvent être vendus pour payer les frais de la procédure, et que la partie civile a également le droit de le faire exproprier pour obtenir le payement des dommages et intérêts.

Elle existe encore, en partie du moins, lorsque la loi prononce des amendes très-fortes et presque arbitraires, comme dans l'usure.

Le mot *confiscation*, mal interprété ou mal défini, peut donc donner lieu à de graves erreurs.

La confiscation a-t-elle uniquement pour but d'enrichir le fisc? On conçoit qu'elle peut être odieuse; son objet est-il d'indemniser le fisc, ou pour mieux dire, la fortune publique du tort qu'a causé le coupable? Ce n'est plus qu'une juste restitution dont les contribuables doivent profiter; et, dussent les révolutionnaires et les libéraux m'accabler de leurs anathèmes, je prendrai pour exemple le crime des cent-jours. Si, lorsque le Corse est venu désoler la France et rallumer la guerre à l'époque du 20 mars 1815, le roi eût, quand il est rentré en France, fait saisir ses biens, ceux de sa famille et surtout ceux de ses riches complices, pour indemniser le trésor royal des sommes énormes que cette rébellion a dévorées, ce n'eût été qu'un acte de justice, une véritable indemnité dont les contribuables auroient profité. C'est peut-être ce fatal mot *confiscation* mal interprété qui a induit en erreur beaucoup de personnes justement effrayées de l'abus qu'on en avoit fait sous les infâmes gouvernemens qui avoient précédé.

La Charte interdit la consfication, cela est vrai; mais elle n'interdit pas et ne peut pas interdire une juste indemnité qui n'est au fond qu'une véritable restitution.

Il ne faut pas même oublier que ces vérités n'étoient pas échappées à l'instinct de nos assemblées délirantes. Elles n'ont pas cherché à établir leurs droits par des maximes tirées des vieux parchemins des lois féodales. Les biens des émigrés n'ont été confisqués que parce que leur prix devoit servir à indemniser la prétendue république des frais de la guerre que les émigrés étoient accusés de lui susciter.

L'exemple seroit mal choisi sans doute, s'il n'attestoit la reconnoissance d'un principe vrai, d'un principe qui au fond n'est que l'application de la maxime, que celui qui a causé un dommage doit le réparer.

Nous verrons bientôt que cette application étoit non seulement vicieuse, mais constituoit en état de crime les législateurs eux-mêmes.

En effet, qu'a été l'émigration telle que nous l'avons connue ?

Ç'a été ou la fuite ou la retraite dans les pays étrangers.

Mais cette retraite avoit une cause, elle avoit aussi un objet.

Elle avoit pour cause les fureurs de la révolution, et pour objet d'y échapper.

L'émigration est fière d'avoir eu à sa tête le premier des chevaliers français. Je le demande aux jacobins, et à leurs successeurs, sous leurs différens noms de *libéraux*, de *constitutionnels;* où seroit Charles X, si le comte d'Artois n'avoit pas fui une terre qui devoit être couverte de sang? Ils n'oseront pas me répondre. La retraite de ce prince a conservé la dynastie et sauvé la France. Remercions le Ciel de l'avoir si heureusement inspiré.

Trois générations de Condé ont suivi l'exemple de ce prince magnanime ; plusieurs grands seigneurs les accompagnèrent ou les rejoignirent. La noblesse, partout persécutée, devoit naturellement se fixer sous le drapeau sans tache : on ne le voyoit plus en France. Louis XVI, d'abord prisonnier dans son palais, puis à la tour du Temple, cueillit bientôt les palmes du martyre ; le clergé étoit dépouillé de ses biens et forcé de s'expatrier.

Ceux qui ont connu la France au moment de la déclaration de guerre, savent que le Crime y avoit contracté une alliance intime avec la Folie, et les libéraux nous ont appris qu'il n'y a jamais eu de divorce.

Plusieurs personnes des rangs inférieurs crurent devoir chercher à conserver leurs jours en cherchant un asile dans des contrées moins inhospitalières.

Ce fut bien pis en 1793. La terreur glaçoit l'âme des citoyens; ceux qui avoient le bonheur d'habiter des provinces frontières se réfugièrent en Espagne, en Italie, en Savoie, en Allemagne et dans les Pays-Bas.

Telle fut l'origine, telle fut la cause de l'émigration; certes, ce n'étoit pas un crime que d'échapper aux fureurs du crime.

Mais, disent les révolutionnaires, heureusement en petit nombre en ce moment, les émigrés ont suscité la guerre; ils ont cherché des ennemis à leur patrie.

Qu'ils aient désiré la guerre, que plusieurs d'entre eux aient porté les armes, je suis loin de le nier.

Mais étoit-ce donc contre leur patrie qu'ils étoient armés? C'étoit contre les scélérats et les insensés qui l'avoient asservie.

La première guerre ne fut pas heureuse; celles qui la suivirent ne le furent pas davantage; mais l'histoire nous dira si les intrigues des cabinets étrangers et si leurs dissensions ne furent pas même plus puissantes que le courage de nos armées. La campagne de 1792, faite avec la ferme volonté de réussir, eût suffi pour dissiper l'Assemblée législative, comme on voit un coup de vent dissiper un amas de poussière.

Enfin, au moment où un usurpateur, jusqu'alors heureux, se croyoit sûr de la conquête du monde, les puissances voulurent la contre-révolution, et la contre-révolution fut faite. La France fut rendue aux Bourbons, ou plutôt les Bourbons furent rendus à la France.

Ils n'étoient donc pas criminels ces émigrés qui désiroient, qui faisoient même la guerre, non contre leur patrie, mais contre ceux qui y avoient usurpé le pouvoir; ils n'étoient donc pas coupables ces Vendéens, qui, mieux secourus, eussent rétabli le trône dix-huit ou vingt ans plus tôt; ils n'étoient donc pas coupables ces saints ministres des autels, pour avoir refusé de prêter des sermens contraires à leur conscience; ils n'étoient donc pas coupables ces jurisconsultes, ces négocians, ces artistes, ces marchands, ces ouvriers même, qui n'ont quitté leur patrie que dans le seul dessein de n'être pas victimes ou témoins des horreurs dont elle étoit le théâtre.

Etoient-ils donc si aimables ces Robespierre, ces Danton, ces Fouquier-Tinville, et après eux ces Carnot, ces Revvbel, ces Fouché, qu'on ne pût désirer de vivre éloigné d'eux? Tel est cependant le crime de la plus grande partie des émigrés, notamment des femmes et des enfans.

L'émigration, bien loin d'être un crime, étoit donc chez les uns un acte de vertu et de courage, et pour les autres une mesure de prudence.

En un mot, ou la révolution a eu raison, et dans ce cas, l'émigration a eu tort. La confiscation des biens a été légitime.

Mais si au contraire la révolution a eu tort, il faut nécessairement que l'émigration ait eu raison, et que la confiscation soit injuste.

Prononcez, Messieurs les révolutionnaires; mais vous n'en avez plus le pouvoir; la restauration a parlé!

Ainsi, non seulement il y avoit absence de crime de la part des émigrés, mais il y avoit crime et absence de pouvoir chez ceux qui ont prononcé la peine de confiscation.

L'usurpation remonte au jour où les Etats-Généraux se sont déclarés *Assemblée Constituante*. D'assemblée en assemblée, le pouvoir s'est fixé sur la Convention. Elle le tenoit de la main du crime, et elle fut plus follement criminelle que les assemblées qui l'avoient précédée. Elle jouoit avec les forfaits.

Ainsi, c'est le crime qui a proscrit et condamné l'innocence, le courage et la vertu. C'est le crime qui a prononcé la confiscation, c'est le crime qui doit restituer; mais déjà il n'est plus, et la légitimité est assise sur le trône.

Mais comment peut-il se faire que la légitimité doive payer les obligations contractées par tant d'usurpateurs qui, sous des titres différens, ont succédé les uns aux autres, *Convention*, *Directoire*, *Consulat*, *Empire?* La légitimité n'est ni héritière, ni légataire universelle des gouvernemens qui ont précédé son retour: elle existe par elle-même, *par la grâce de Dieu*.

Ce n'est donc pas comme étant soumise aux mêmes obligations que les gouvernemens usurpateurs, qu'elle doit une restitution aux émigrés. Ces devoirs, si je peux m'exprimer ainsi, ont une source plus noble.

Au moment de la restauration, il se présentoit un moyen tout naturel pour éviter l'indemnité dont il s'agit.

En effet, les acquéreurs des biens d'émigrés avoient acheté *à non domino*. Ils étoient tous en état non équivoque de *mauvaise foi*, dans le sens que les lois civiles attachent à cette expression. Si leur cause eût été portée pardevant des tribunaux régulièrement constitués, ils eussent été infailliblement condamnés, non seulement à délaisser les biens aux anciens proriétaires , mais même à restituer les fruits perçus.

Pourquoi n'en a-t-il pas été ainsi ? Après plus de vingt ans d'injuste, mais paisible possession, il étoit à craindre qu'il y eût un trop grand bouleversement dans les fortunes : combien peu d'acquéreurs primitifs ? Les successions, les ventes, les expropriations, les donations les avoient fait disparoître. Laisser un libre cours à la justice, c'eût été peut-être réaliser l'axiome : *summum jus, summa injuria.*

Que devoit faire et qu'a fait la légitimité ? Elle a donné la Charte dont l'article 9 prononce la validité des ventes des biens nationaux.

Ainsi les possesseurs des biens d'émigrés ne tirent pas leurs droits des adjudications, ou des contrats primitifs, parce que ces prétendus titres primordiaux émanent de personnes qui n'avoient pas qualité pour aliéner. C'est la Charte, émanée de l'autorité légitime, qui a pu seule leur conférer une véritable propriété qui jusques-là n'avoit été qu'une usurpation.

Mais s'il est vrai que la Charte seule ait fixé cette propriété sur la tête des acquéreurs primitifs, ou de leurs ayant cause, il sera incontestable aussi que la Charte seule, ouvrage du souverain légitime, a consommé la confiscation des biens des émigrés. Jusques-là cette confiscation n'étoit, pour ainsi dire, que commencée par la violence et le crime : maintenant elle est achevée, et elle est l'œuvre de la légitimité.

C'est donc la légitimité qui doit indemniser. On dira peut-être que cette obligation ne résulte expressément d'aucune disposition législative ; mais elle résulte de la nature des choses. La Charte n'avoit pas le droit de dépouiller les émigrés : elle l'a fait, mais sous la condition tacite de leur payer une juste indemnité. En d'autres termes, Louis XVIII, en maintenant la vente des biens nationaux, a nécessairement contracté l'obligation de rendre d'une autre manière aux émigrés la valeur de leurs biens vendus.

Cette obligation résulte encore de plusieurs circonstances qui, au premier coup d'œil, y sont étrangères.

Louis XVIII, dans sa sagesse, a cru devoir payer toutes les dettes contractées par les gouvernemens usurpateurs qui avoient précédé. Il a même payé celles des cent-jours. Or, l'indemnité dont il s'agit est une obligation qui incomboit à ces gouvernemens, ou prétendus gouvernemens ; nouvelle preuve que le Roi s'est chargé, au moins tacitement, de faire face à cette indemnité. On ne voit pas, en effet, pourquoi un fournisseur de Buonaparte, dans les cent-jours, seroit plus privilégié que l'émigré qui a perdu sa fortune en défendant l'autel et le trône ; pourquoi l'ami et le serviteur fidèle seroit maltraité, tandis que l'ennemi seroit comblé de bienfaits.

Cette obligation, nous n'en pouvons pas douter, étoit d'ailleurs écrite dans le cœur du feu Roi, lorsqu'il disoit, en ouvrant la dernière session, qu'il vouloit fermer les dernières plaies de la révolution.

Elle est écrite en caractères de feu dans l'âme de ce prince de l'émigration, de celui que les émigrés ont considéré comme leur chef, longtemps avant de lui obéir comme Roi.

Ainsi, n'en doutons plus, il est dû une indemnité.

Mais que doit être cette indemnité ?

Elle doit être pleine et entière.

Nous venons de voir que la Charte avoit seule prononcé la confiscation d'une manière légitime, mais sous la condition d'indemniser.

L'indemnité, considérée, ainsi qu'elle doit l'être, comme une restitution, ne rempliroit que très-imparfaitement son objet si elle n'étoit pas totale.

Si les biens qui ont été vendus sur *Louis* valent 100,000 f., il doit lui être restitué 100,000f. ; s'il n'en obtient que 75,000 ou 50,000 francs, le dédommagement est incomplet, et vous êtes loin de fermer la dernière plaie de la révolution.

Ainsi, d'une part, vous donnez prétexte aux regrets; en vain direz-vous qu'ils seront impuissans, et se briseront contre la Charte et contre la loi qui aura fixé l'indemnité? Imposer silence aux gens n'est pas leur prouver qu'ils ont tort.

D'autre part, vous ne tranquillisez pas les consciences des détenteurs des biens d'émigrés. Les premiers adjudicataires étoient de mauvaise foi moralement et d'après les lois civiles; beaucoup de ceux qui leur ont succédé à différens titres ont plus ou moins la bonne foi morale, sans cesser d'être de mauvaise foi aux yeux de la loi. Ceux-ci désirent la mesure de l'indemnité avec plus d'impatience que les émigrés eux-mêmes.

Que fera le détenteur? Il consultera des casuistes: les uns attachés à une rigoureuse justice lui parleront de restitution; les autres, entraînés par une espèce d'équité, penseront que leurs pénitens pourront, à l'abri de l'indemnité, posséder *tutâ conscientiâ*.

Ainsi, d'un côté, la porte est ouverte aux reproches, et de l'autre, à la crainte.

Enfin, ces immeubles d'une nature équivoque, légitimés par la loi, entachés de bâtardise aux yeux de la morale, n'obtiennent pas la valeur qu'ils auroient en supposant l'indemnité parfaite, et les droits du gouvernement n'atteignent pas la hauteur à laquelle ils pourroient parvenir.

L'intérêt des anciens propriétaires, celui des détenteurs, l'intérêt du fisc, et enfin l'intérêt de la justice par-dessus tout, réclament donc en même temps pour que l'indemnité soit entière.

Mais comment la fixer?

L'émigré *Henri* avoit un bien qui lui rapportoit, en 1789, un revenu net de 5,000 francs, toutes contributions payées. Lui donnera-t-on 100,000 francs d'indemnité? Elle sera en général insuffisante ; car un bien qui, en 1790, rapportoit 5,000 francs de rente, donneroit aujourd'hui un revenu de 7 à 8,000, indépendamment même des améliorations; d'ailleurs, en 1790 comme aujourd'hui, les immeubles ne rapportoient pas cinq pour cent du prix de l'acquisition. On croyoit faire une excellente affaire quand on en obtenoit *quatre;* souvent on se contentoit de trois, quelquefois même de deux et demi; au surplus, cela varioit et cela varie encore suivant les localités; et partout les propriétés d'une grande étendue se vendoient moins bien que celles d'une étendue moyenne, et celles-ci moins bien que les petites. Il ne suffira donc pas d'avoir fait rechercher les adjudications qui se trouvent dans les archives des préfectures, et de consulter les employés du domaine.

Cette première opération fera bien connaître ce que les acquéreurs primitifs auront payé en assignats, en mandats, en numéraire. Cette mesure, quoique très-utile, ne fera pas connoître la véritable valeur du bien. Il sera nécessaire de savoir quelle étoit cette valeur en 1790, peut-être celle de 1797; et enfin, celle actuelle dans le canton où il est situé.

Prendra-t-on pour base, et surtout pour base unique, l'imposition foncière?

Non sans doute, car on sait que ce travail a été fait sur d'anciens rôles, et que la justice distributive a été loin de procéder à ce travail.

Dans tel canton l'imposition s'élève à un quart du revenu, dans tel autre elle atteint à peine le huitième.

Ce qui est vrai pour un canton est vrai pour les immeubles d'une commune. Les intrigues et les intérêts des répartiteurs auroient l'effet, si on adoptoit cette base, de donner à un bien une valeur plus considérable qu'il n'en a réellement; et, par une triste compensation, un autre bien seroit réduit aux deux tiers, et quelquefois même à moitié de sa valeur. En un mot, quoiqu'il soit utile de chercher quelques lumières dans les rôles de la contribution foncière, ils ne pourront être que des guides incertains ou trompeurs.

Il est donc nécessaire de consulter les localités, de fouiller dans les études de notaires, de rechercher les contrats de vente qui ont eu lieu dans les années qui ont précédé la révolution ou l'émission des assignats, de comparer le prix des ventes volontaires ou forcées avec celui des adjudications, et enfin, de constater la valeur actuelle des immeubles qui en faisoient l'objet.

Tout ceci demande un travail préparatoire fait avec soin sur les lieux. Je ne dis pas qu'il faille en écarter les agens du domaine. Il est au contraire très-utile de profiter des renseignemens consignés dans leurs registres ; mais la plupart, étrangers au pays où ils exercent leurs fonctions, n'ont que très-peu de connoissances locales, surtout relativement à des temps bien antérieurs à leur gestion. C'est donc dans le département, dans l'arrondissement, dans le canton même où sont situés les biens vendus, qu'il faut puiser les premières notions nécessaires pour parvenir à une juste estimation, et pour être juste, il faut qu'elle soit complète et de la valeur actuelle des biens.

On peut même dire que l'indemnité la plus parfaite ne sera jamais qu'une compensation très-incomplète de la chose perdue. En effet, des inscriptions sur le grand-livre, des rentes dont la valeur décroît en raison de l'augmentation progressive des denrées, ne peuvent pas être comparées à des revenus qui, par leur nature, augmentent de dix ans en dix ans.

Je suppose en effet deux individus ayant chacun dix mille francs de rente, l'un en biens-fonds, l'autre en inscriptions.

Dans trente ou quarante ans, la fortune du premier sera augmentée, ou du moins il pourra se procurer la même aisance qu'aujourd'hui. Celle du second sera diminuée, car il ne pourra plus se donner les mêmes jouissances; ce qu'il paie en ce moment cent francs, il le paiera alors cent vingt ou cent trente.

Les inscriptions sont d'ailleurs des biens fongibles qui n'ont pas la qualité propre à la conservation des familles; ce qui fonde celles-ci, ce qui les maintient, c'est la propriété territoriale sans laquelle il n'y a point de bonne, de véritable aristocratie.

Mais je reviens à l'indemnité, puisqu'il faut reconnoître l'impossibilité de faire rentrer les émigrés dans les biens injustement aliénés sur eux.

Je disois que c'étoit sur les lieux, et pour ainsi dire en voyant les biens, qu'on pouvoit se flatter d'en connoître la véritable valeur; et je dois ajouter pour condition essentielle que les hommes qui seront chargés de cette mission, doivent être choisis parmi les personnes les plus probes, les plus éclairées et les plus religieuses. Il s'agit d'une juste restitution ; le roi la veut : ce seroit contrarier son auguste volonté, que de souiller une œuvre aussi éminemment chrétienne par l'intrigue et la corruption ; à coup sûr l'émigré capable de tenter une pareille voie perdroit tous ses droits à l'estime de ses honorables compagnons d'infortune, et le fonctionnaire, quel qu'il soit, coupable de s'être laissé corrompre par d'indignes manœuvres, seroit couvert du mépris des honnêtes gens.

Ainsi, d'après l'idée que je me forme, les préfets seroient chargés d'établir dans le chef-lieu du département un jury ou comité consultatif.

Ce premier comité, de concert avec le préfet et chacun des sous-préfets, en établiroit un semblable dans chaque chef-lieu d'arrondissement, et enfin celui-ci, de concert avec le sous-préfet, établiroit un pareil comité dans chaque canton. Le comité de canton seroit composé de trois personnes, et de cinq au plus ; celui d'arrondissement de sept, et enfin le comité du chef-lieu de neuf au moins, et de onze au plus.

Cette hiérarchie établie, l'émigré réclamant présenteroit à ce comité autant de requêtes qu'il y a dans le département de cantons où il a eu des biens vendus. Ces requêtes seroient renvoyées dans les arrondissemens, et transmises ensuite à chaque comité cantonnal. Chaque requête devra indiquer les nom, prénoms, la qualité et la demeure du pétitionnaire, avec élection de domicile dans le chef-lieu d'arrondissement; elle devra en outre faire connoître la commune où étoient situés les immeubles vendus; le titre en vertu duquel le réclamant étoit propriétaire, ou celui en vertu duquel il le seroit devenu; enfin, le réclamant devroit en déterminer, autant que possible, la valeur en 1789, en 1797, et celle actuelle, et déclarer s'il y a eu des améliorations ou des dégradations, changement de destination, etc.

Cette requête, examinée par le comité cantonnal, seroit bientôt appréciée par lui à sa juste valeur, si les membres qui le composent sont pénétrés des devoirs que leur imposent leurs fonctions, qui doivent être gratuites. La plus rigoureuse impartialité doit présider à leurs opérations; ils sont juges entre la victime qui réclame une créance et le gouvernement qui doit la payer; mais ils ne doivent pas perdre de vue que le gouvernement de Charles X n'est pas l'héritier à titre universel du comité de salut public.

La décision du comité cantonnal devra être transmise au comité d'arrondissement, après, cependant, qu'une copie en aura été remise au domicile indiqué par le réclamant.

Si celui-ci croit devoir se plaindre de cette première décision, il le fera dans une très-bref délai, et par une requête succincte.

Si le comité supérieur a des doutes, il pourra ordonner une expertise composée de trois experts, dont deux au moins étrangers au canton; il le pourra même dans le cas où il n'y auroit pas de réclamation de la part de l'émigré, car l'avis du comité cantonnal pourroit avoir été dicté par une excessive indulgence.

L'avis approbatif, infirmatif, ou plus souvent modificatif, sera envoyé, avec les motifs qui l'ont dicté, au comité du chef-lieu; il y sera examiné de nouveau, et ce comité pourra ordonner telles expertises qu'il croira nécessaires pour éclairer sa religion.

Et enfin ce comité fixera et arrêtera l'indemnite due à M. N.   , émigré, pour tant d'arpens de terre labourable, prés, vignes, situés en la commune de   , canton de   , arrondissement de   , département de   , à la somme de   .

Par ce moyen, on évitera les vices de la centralisation, de ce ver rongeur, qui finit toujours par dévorer l'Etat le mieux constitué.

Ce n'est pas que ces arrêtés doivent avoir par

eux-mêmes la force de chose jugée; on conçoit qu'il faut dans la capitale une administration supérieure pour donner à ces décisions locales une sanction définitive ; mais cette administration supérieure ne devroit user que très-sobrement du droit qu'elle auroit, soit d'augmenter l'indemnité, soit d'en retrancher une portion. On a lieu de croire que les personnes qui seront à la tête de l'administration se pénétreront des devoirs qu'impose la confiance du prince , et se garderont d'écouter les fallacieux avis de la bureaucratie.

Je comparerois volontiers les avis des comités de département aux arrêts des cours royales ; et, en regardant l'administration supérieure comme la Cour de cassation, je dirois que l'une devroit être aussi réservée pour annuler ou modifier ces avis, que l'autre se montre difficile pour casser des arrêts.

Cette marche paroît fort simple, et le sera en effet dans l'exécution, si l'émigré vient réclamer lui-même, et surtout s'il ne se présente aucun créancier.

Elle ne sera guères plus difficile si ce sont les enfans qui se présentent, et si tous ont accepté la succession *.

* L'établissement des comités dont il est ici question est impossible pour les pays étrangers à la France qui y ont été réunis pen-

Mais que de difficultés, que d'embarras, si les uns ont accepté et les autres répudié une succession dans le temps où on n'espéroit pas le miracle de la restauration ?

Elles seront encore plus insolubles si des légataires universels, armés de testamens faits à la même époque, se présentent pour profiter de l'indemnité.

dant plusieurs années. Les Pays-Bas, les électorats de Cologne. Trèves et Mayence, Genève, la Savoie, une partie de l'Italie, tous ces pays ont eu le malheur de faire partie de la république ou de l'empire.

Nous n'avons pas à nous occuper des biens confisqués sur les habitans de ces pays. Les souverains actuels peuvent seuls prononcer sur le sort ou sur les droits de leurs sujets.

Il n'en est pas de même des biens possédés dans ces provinces par des émigrés français : ils n'ont pas échappé à la rapacité de nos gouvernemens usurpateurs. Mais, ceux-ci ayant profité du prix, l'indemnité due aux anciens propriétaires est également payable par la France.

Cette remarque est dans l'intérêt d'une foule de familles des départemens du nord de la France. Je conçois que les ressources pour reconnoitre la véritable valeur de ces biens nous manquent : peut-être même n'a-t-on pas les adjudications.

On pourroit néanmoins exiger que les réclamans se donnassent un peu plus de peine, et fissent eux-mêmes des recherches que la dignité ne permet pas au gouvernement de faire par lui-même ou par ses agens.

Cependant la réclamation pourroit être remise au comité du chef-lieu du département français le plus voisin des lieux où sont situés les immeubles vendus. Il est possible, probable même, que parmi les membres qui les composent, il se trouve des personnes qui connoissent les localités. Il faudra quelquefois marcher en aveugle; mais, enfin, on rendra justice, ou du moins on aura fait tout ce qui est en soi pour la rendre.

On m'assure en ce moment que tous les papiers des préfectures créées en Belgique ont été déposés au bureau des archives à Paris.

Enfin, les créanciers hypothécaires antérieurs à la confiscation, les créanciers chirographaires de toutes les époques ajouteroient encore à l'embarras. Comment des comités, purement administratifs, pourroient-ils prononcer sur des intérêts qui doivent être réglés par l'autorité judiciaire? cela est impossible. Comment la loi à intervenir pourroit-elle statuer sur des intérêts préexistans, sans être entachée de rétroactivité?

Je dis que ces intérêts sont préexistans, d'abord, parce que l'émigré n'a pas cessé un instant jusqu'à la promulgation de la Charte, d'être propriétaire de son bien. Une dépossession de fait ne dépouille pas. La Charte paroît, l'émigré cesse d'être propriétaire de l'immeuble; mais il est à l'instant même propriétaire de l'indemnité qui lui est due, quoiqu'elle ne lui soit point encore accordée. Cette indemnité représente dans sa succession l'immeuble dont il vient seulement d'être légalement dépossédé : ses héritiers, ses légataires ont les mêmes droits que lui : ses créanciers peuvent l'actionner, faire valoir des hypothèques, des privilèges, mais toujours en vertu d'obligations antérieures, soit à la confiscation, soit à la loi d'indemnité.

Le législateur abuseroit étrangement de son autorité, s'il régloit les difficultés sans nombre que des intérêts si compliqués peuvent faire naître.

Peut-être pourroit-il néanmoins se permettre de relever de quelques déchéances, d'écarter quelques prescriptions, tant dans l'intérêt des émigrés ou de leurs ayant droit, que dans celui de leurs créanciers; mais il ne doit jamais perdre de vue qu'en prononçant sur des intérêts acquis et préexistans, il empiète sur l'autorité judiciaire.

Il est d'ailleurs impossible qu'il puisse prévoir, et par conséquent, décider toutes les questions qui vont naître de l'indemnité. On peut prédire que, plus il fera d'efforts, plus il donnera lieu à des procès.

J'ajoute enfin que l'indemnité dont il s'agit est plutôt un acte administratif qu'un objet de législation. Si le souverain daigne consulter les deux Chambres, c'est sous le rapport financier. Lui seul a le droit de prononcer l'indemnité, les autres pouvoirs ne sont appelés que pour aviser aux moyens d'y parvenir; et ce n'est point comme parties du pouvoir législatif, mais comme votant l'impôt, que ces Chambres prononceront.

Ainsi, au pouvoir judiciaire seul appartient de prononcer sur les contestations que fera naître l'indemnité, et ces contestations seroient d'autant plus nombreuses que l'indemnité seroit moins complète.

Jusqu'à présent je n'ai parlé que des émigrés et de leurs héritiers. Il doit être bien entendu qu'en parlant d'héritiers, je n'ai voulu parler que de ceux qui avoient qualité pour le devenir au moment du décès de l'émigré, soit qu'il ait fini sa carrière dans les pays étrangers, soit qu'il ait terminé ses jours depuis son retour en France; de sorte que telle succession seroit réglée d'après les anciennes lois qui régissoient les biens qui la composent, telle autre par les lois de l'Assemblée Constituante; celle-ci par la loi du 17 nivose, avec les modifications qu'elle a reçues; celle là enfin par le Code civil.

Mais il est important de voir s'il n'est pas des circonstances où les émigrés, leurs successeurs ou ayant cause n'auroient aucuns droits ou n'auroient que de très-foibles droits à l'indemnité, car plus elle sera entière, plus il faut veiller à ce qu'elle n'excède pas la perte.

Le premier cas est celui où le prix du bien confisqué auroit été en tout ou en partie versé par les mains de la soi-disante nation, dans celles des créanciers de l'émigré. Il est alors évident, ou qu'il n'est rien dû, ou qu'il n'est dû que la partie de l'indemnité qui excède le montant de la dette payée.

Cette proposition n'a pas besoin de preuve; mais plusieurs émigrés seront obligés de consentir à des compensations aussi justes, quoiqu'elles ne portent pas un même caractère d'évidence.

Quelques uns d'entre eux ont éu le bonheur d'avoir des parens ou des amis dans l'aisance. Les circonstances ont permis que des frères, des amis, des agens d'affaires, des fermiers même, parvinssent à se rendre adjudicataires de leurs biens. Les revenus leur en ont même été comptés dans les pays étrangers. Depuis leur retour en France, ils ont été réintégrés dans leurs propriétés, et il ne leur a coûté qu'une somme modique pour rembourser l'honnête et officieux adjudicataire primitif.

Certes, accorder l'indemnité entière à l'émigré qui se trouve dans l'hypothèse dont nous parlons, seroit le mettre dans une plus heureuse position, du moins quant à cette partie de son bien, car il auroit la chose et le prix.

Je crois donc ne rien hasarder, en disant que, dans l'espèce proposée, l'indemnité doit se borner à la restitution du prix originairement payé, et ce, d'après l'échelle de dépréciation.

D'autres émigrés moins heureux ont cependant traité avec les acquéreurs, soit de première, soit de seconde main.

Les uns ont partagé l'immeuble, en sorte que

l'émigré a obtenu la restitution du tiers ou de la moitié de son ancienne propriété, en consentant à patrimonialiser le surplus dans les mains de ceux qui ne tiroient leurs droits que d'une vente faite *à non domino;* d'autres moins heureux encore ont été obligés d'écouter des propositions peu généreuses; des acquéreurs se sont présentés, un peu d'or à la main, et ont obtenu de la faim et de la soif une cession de tous les droits des anciens propriétaires.

Les arrangemens se sont multipliés et modifiés à l'infini; il est arrivé que quelques acquéreurs étoient stimulés par leur conscience; chez d'autres, elle ne parloit pas assez haut; celui ci n'avoit pour but que d'augmenter par un sacrifice fort léger, la valeur d'une propriété nationale; celui-là vouloit se réhabiliter dans l'opinion publique, qui a constamment méprisé et ridiculisé ce qu'elle appeloit les nouveaux seigneurs; mais toujours est-il vrai que l'émigré pressé par le besoin, avoit la main forcée; et comme un consentement arraché par la violence, la crainte ou la séduction, est nul, il est évident que l'indemnité ne lui est pas moins due, sauf néanmoins à retenir sur cette indemnité, une somme égale à celle qu'il a reçue, ou à ne pas l'indemniser pour la partie de bien qui est rentrée dans ses mains.

Je m'attends ici à une objection : on dira que c'est l'acquéreur qui doit profiter de l'indemnité proportionnellement à la somme qu'il a payée à l'ancien propriétaire ou à la partie d'immeubles qu'il a rendue.

Ceux qui feroient une pareille objection (et il y en aura) seroient dans une erreur grave.

L'acquéreur, quel qu'il soit, étoit toujours de mauvaise foi ; il savoit qu'il n'avoit d'autre droit à la propriété qu'à l'aide d'un titre, ouvrage de la violence et du crime. Par cela même, il n'a jamais cessé d'être soumis à l'obligation naturelle de rendre le bien au propriétaire ; donc, en faisant un sacrifice il n'a payé qu'une partie de sa dette ; par là il a obtenu ce qu'il désiroit, l'amélioration de son bien, et dans certains cas la sûreté de sa conscience ; en un mot, il a satisfait à une obligation naturelle dont le paiement ne donne jamais lieu à répétition comme d'une chose indue.

Mais je me trompe ; il auroit droit de répéter le prix originairement payé, s'il avoit rendu *gratuitement* la totalité du bien, parce que le vendeur primitif étant aussi de mauvaise foi, doit rendre de son côté ce qu'il a reçu. Mais si cette remise n'est pas entière ; si, par exemple, il a donné une somme à l'ancien propriétaire, et si cette somme ajoutée au prix originaire n'excède pas la valeur actuelle du bien, il n'a rien à réclamer. Il en est de même si cet acquéreur ayant rendu une partie du bien et conservé l'autre, la partie conservée est d'une valeur plus forte que le prix originairement payé.

Il est aisé d'apercevoir que ces suppositions sont purement gratuites; car il n'y a pas un seul acquéreur qui n'ait gardé au moins une valeur égale à la somme portée dans la première adjudication.

Je raisonne toujours dans l'hypothèse d'une indemnité entière, et on aperçoit en effet combien, dans le cas contraire, la justice distributive seroit mal observée.

On apercevra aussi facilement combien la centralisation seroit dangereuse.

En effet, au milieu de la corruption d'une grande capitale, des intrigues des gens d'affaires, comment éviter les erreurs de la bureaucratie? Il faudroit qu'elle fût active, patiente, désintéressée. *Rara avis in terris.* Combien ne seroit-il pas facile à des émigrés de dissimuler leur position relativement à des biens vendus à deux cents lieues de la capitale? Les intrigans absorberoient la totalité de l'indemnité; et le sort de l'honnête émigré de province ne seroit presque pas amélioré.

Mais la chose n'arrivera pas, si, comme je le propose, on crée des comités pardevant lesquels le réclamant sera obligé de déclarer sur l'honneur à quel titre il possède le bien qui a été originairement vendu sur lui, ce qui lui en a coûté pour rentrer en possession, et dans le cas où il ne le posséderoit pas, s'il a reçu une indemnité du détenteur et le montant de cette indemnité.

L'honneur, ce mot est français, il aura presque toujours son effet ; on peut néanmoins supposer de tristes exceptions, mais ceux qui, dans une pareille circonstance, se permettroient de faussesdéclaratio ns seroient bientôt découverts. Les comités auroient des connoissances locales, ils sauroient que tel émigré n'a jamais été réellement dépossédé, parce que son agent d'affaires a racheté son bien pour le lui remettre ; ils sauroient que tel autre a obtenu une portion du bien vendu, ou une indemnité en argent.

Il seroit difficile que la vérité échappât à leur investigations, et cette mesure, j'ose le prédire produiroit une économie de plusieurs million de rente.

Economiser sur des indemnités qui ne son pas réellement dues, c'est s'enrichir pour paye la *totalité* de celles qui sont dues.

Je suis donc ramené naturellement à mo sujet principal, l'indemnité intégrale, et je va démontrer combien la justice distributive sero blessée, si elle n'étoit pas adoptée.

Je suppose quatre émigrés, *Louis*, *Charles*, *Henri* et *Antoine*. Ils avoient chacun une propriété de cent arpens dans la même commune, et chacune de ces propriétés valoit cent mille francs.

Il faudroit donc quatre cent mille francs pour leur payer une entière indemnité.

Si l'indemnité est réduite à moitié, chacun d'eux ne recevra que cinquante mille francs.

Louis se trouve dans le cas le plus simple : il n'a pas recouvré une toise de son immeuble, et n'a pas reçu une obole d'indemnité de la part de l'acquéreur.

Il est donc en perte de cinquante mille francs, si l'indemnité est réduite à moitié.

Charles avoit un honnête fermier qui a tout racheté et tout rendu ; il n'a exigé que la restitution du prix originaire que nous supposerons être de quinze mille francs.

Mais, comme après tout, la vente a eu lieu sur *Charles*, il se trouvera, dans le cas où on ne tiendroit aucun compte des arrangemens qui ont eu lieu entre les propriétaires et les acquéreurs, que Charles aura 185,000 si l'indemnité est entière, et 135,000 si elle est seulement de moitié ; ainsi dans le cas le moins favorable, il sera riche de 35,000 francs de plus qu'avant l'émigration, et plus riche que *Louis* de 85,000 francs.

Henri, le troisième, a pris des arrangemens avec le détenteur qui lui a rendu la moitié des cent arpens; s'il reçoit cent mille francs d'indemnité, il sera enrichi de cinquante mille francs, et seulement indemne, si elle est réduite à la moitié.

Enfin *Antoine* a trouvé un acquéreur qui lui a donné vingt mille francs, et c'est beaucoup, pour patrimonialiser dans ses mains la totalité de l'acquisition; ce quatrième émigré sera donc en gain de vingt mille francs, dans le cas d'un dédommagement total, mais en perte de trente mille francs, si ce dédommagement n'est que de cinquante pour cent.

Dans cette dernière hypothèse, Louis perd cinquante mille francs, *Charles* gagne trente-cinq mille francs, *Henri* est indemne, et Antoine perd trente mille francs.

Mais si vous donnez l'indemnité entière, et que vous preniez de sages précautions pour que chacun précompte ce qu'il a reçu,

Vous paierez à Louis cent mille francs, ci. 100,000

A Charles seulement 15,000

A Henri. 50,000

Et enfin à Antoine 80,000

Total. 245,000

Ainsi, en payant 45,000 fr. seulement au-dessus de la moitié, vous avez, dans l'hypothèse donnée, la gloire d'avoir rempli vos obligations, et d'avoir rendu une parfaite et exacte justice distributive.

Je n'ose pas assurer que les espèces que je viens de proposer soient en rapport général avec l'indemnité à accorder aux émigrés; il y a même lieu de penser qu'estimation faite de leurs biens vendus, et déduction faite aussi de ce que plusieurs d'entre eux ont retrouvé à des titres différens, ce qui seroit à leur rendre seroit dans une proportion moins forte, c'est-à-dire que l'indemnité, même totale, ne s'élevera pas aux cinq huitièmes de la valeur de toutes les adjudications. Mais, dans le cas même où je serois dans l'erreur, je persiste à dire qu'une indemnité incomplète n'est pas une indemnité, et qu'elle n'accompliroit pas le désir manifesté par une bouche auguste de fermer les dernières plaies de la révolution.

Heureusement, l'économie qui résulteroit nécessairement des recherches et des estimations locales, mettroit, du moins je l'espère, le gouvernement à même d'exécuter ses obligations et ses promesses.

Il importe peut être ici de répondre à une observation que j'ai entendu plusieurs fois répéter : elle n'a sûrement pas pris naissance dans les tabagies des jacobins ; elle me paroît plutôt sortir du cabinet des doctrinaires ou des salons de la Chaussée-d'Antin.

Quoi qu'il en soit, la voici : la révolution a causé bien des malheurs, occasionné bien des ruines, le pillage des manufactures, des marchés, le maximum, les assignats, les mandats, etc., etc. On ne parle pas d'indemniser les malheureux qui ont été ruinés, soit par la violence populaire, soit par des lois désastreuses. Dans un naufrage commun, chacun doit éprouver une perte proportionnelle; et les émigrés prétendroient avoir seuls le privilége de ne rien perdre! Nous étions dans le bâtiment, nous avons failli y perdre la vie ; eux étoient sur le rivage, et ne couroient du moins que le risque de perdre leur fortune.

Sans relever tout ce que l'objection a d'insidieux, il est aisé d'y répondre.

Et d'abord, c'est confondre des biens-meubles avec des immeubles, qui, par leur nature, ne peuvent pas périr.

En second lieu, et pour ne pas sortir de la comparaison, si j'étois sur le rivage, et que j'eusse le bonheur de retrouver des caisses de marchandises précieuses qui m'appartinssent, que les flots y auroient apportées et qui auroient été jetées hors du vaisseau pour éviter qu'il ne s'engloutît, certes, les passagers n'auroient pas le droit de se plaindre ni d'empêcher que je m'en emparasse.

C'est ce qui est arrivé : après la tourmente révolutionnaire, j'ai retrouvé mes caisses sur le rivage, sur les pas de Louis XVIII.

Mais quittons le style figuré ; des biens mobiliers, des marchandises sont pillés, des magasins, des châteaux sont brûlés ; mais le sol ne périt pas. Que demandoient ou plutôt qu'avoient droit de demander les émigrés ? Le sol ; leur droit étoit incontestable et incontesté par tout être raisonnable ; le Roi leur a dit : Vous n'y rentrerez pas ; ils ont obéi. Il a ajouté, au moins tacitement : *je vous indemniserai*, et ils attendent l'indemnité. Sans cette indemnité, le Roi lui-même ne pouvoit pas attenter à leurs propriétés, et déclarer valables des confiscations prononcées par la fureur et consommées par l'injustice.

L'action toujours subsistante qu'avoient les émigrés contre les spoliateurs et contre les gouvernemens usurpateurs, a bien été suspendue de fait jusqu'à la restauration ; elle n'a jamais été éteinte ; la restitution de leurs biens ou l'indemnité qui les représente, est une obligation de ces gouvernemens ; on a vu que le roi, sans être leur successeur à titre universel, avoit jugé convenable de se charger de leurs dettes; il doit payer celle-ci comme les autres, et intégralement comme les autres; il a promis de le faire.

Il est rare que les comparaisons soient justes. Dans le cas du naufrage commun, il s'agit de choses mobiliaires, il n'y a point de délit ni d'obligations qui en naissent.

Dans la confiscation des biens d'émigrés, il s'agit d'immeubles qui ne périssent pas: il y a crime de la part du vendeur, et au moins délit de la part de l'acquéreur de mauvaise foi; tous deux sont soumis à la restitution.

Dans le cas du pillage, d'incendie et autres crimes révolutionnaires, le crime seul est connu, le coupable ne l'est pas, et la valeur de la perte est incertaine: aussi les émigrés ne réclament-ils pas d'indemnités pour leurs châteaux brûlés, pour leurs hôtels pillés, leur mobilier enlevé.

Dans le cas de confiscation, les coupables sont connus, et l'immeuble envahi est là; c'est le cas de l'adage populaire: *on prend son bien où on le trouve.*

Après comme avant l'objection que je viens de combattre, j'en reviens donc à dire que l'indemnité doit être entière.

Cependant je dois annoncer qu'on seroit bien éloigné de regarder comme intégrale une indemnité en inscriptions, basée sur le prix des ventes en assignats réduits en numéraire, d'après l'échelle de dépréciation, soit au moment de la vente, soit à l'époque des paiemens; une pareille indemnité seroit une dérision.

Le prix des ventes est d'ailleurs un des guides les moins sûrs.

Plusieurs circonstances concouroient à ce qu'elles se fissent à vil prix.

D'abord, le discrédit que l'opinion publique jetoit, même pendant la terreur, sur les ventes des biens d'émigrés.

En second lieu, la grande quantité de ces mêmes biens qui, chaque décade, se vendoient dans les districts ou dans les départemens.

Plus que cela, les pactes secrets entre les administrateurs qui adjugeoient et les acheteurs; la corruption des uns, les intrigues des autres faisoient passer à vil prix des domaines considérables entre les mains de ceux qui, en d'autres temps, n'auroient pas eu le moyen de payer les frais du contrat. Quelques uns même de ces administrateurs se sont rendus coupables de bienveillance envers les familles d'émigrés, et ont facilité, soit par un respect involontaire, soit par un reste de reconnoissance, des acquisitions dont l'objet étoit de ne pas dépouiller l'ancien propriétaire: aussi étoit-il rare qu'un bien d'émigré atteignît, même en assignats, la valeur qu'il auroit eue en numéraire s'il eût été vendu, dans des temps tranquilles, par le véritable propriétaire.

C'étoit pis encore dans les provinces frontières et dans celles de l'Ouest. Le voisinage des armées étrangères d'un côté, et des armées royalistes de l'autre, inquiétoit les révolutionnaires eux-mêmes, du moins dans les premières années, et nuisoit beaucoup au prix des ventes. Mais la Convention n'y regardoit pas de si près; son but principal étoit de dépouiller les anciens propriétaires et d'enrichir les patriotes *purs*.

Je crois qu'on approcheroit de la vérité en disant que les acquéreurs primitifs n'ont payé qu'environ le cinquième de la valeur réelle du bien; si c'est là ce qu'on veut offrir aux émigrés sous le nom d'une indemnité totale, on ne pourra pas se flatter d'avoir atteint le but.

Je n'ai que peu de choses à dire sur les biens des condamnés. La plus grande partie a été rendue aux familles; au surplus, cette indemnité doit être la même que celle qui sera accordée aux émigrés; *eadem ratio*, *idem jus*.

Il en est de même quant aux biens des déportés, du moins en tant qu'ils auroient été confisqués et aliénés par les autorités.

Mais il est une observation essentielle qui est relative à la partie considérable de ces biens qui a été rendue aux familles. Tous les honnêtes gens, et peut-être les législateurs eux-mêmes, ont pensé que c'étoit un dépôt confié aux parens les plus proches des déportés pour leur être restitué quand leur exil cesseroit.

Néanmoins quelques particuliers ont osé braver la honte attachée à une infâme spoliation; on a vu des frères garder les biens de leurs frères. Il s'est élevé des contestations qui d'abord ont été jugées en faveur des déportés rentrés en France : mais le conseil d'État de Buonaparte n'a pas jugé à propos de partager l'avis des honnêtes gens, et, sous prétexte d'incompétence, les arrêts ont été cassés.

Ces cas, heureusement très-rares, donnent lieu à examiner si c'est le cas d'accorder une indemnité aux déportés ou à leurs héritiers.

Je crois qu'on doit se prononcer pour la négative, parce que le gouvernement, que lqu'il fût alors, n'a profité en aucune manière du prix de ces biens.

Cela ne doit cependant pas empêcher que justice ne soit rendue. Un ordonnance royale pourroit rapporter ou déclarer nuls les arrêtés de Buonaparte et autoriser les déportés, leurs héritiers, légataires et même leurs créanciers, à se pourvoir, ainsi que de droit, contre les injustes détenteurs de leurs biens délaissés par les gouvernemens antérieurs à la restauration.

En résumé, l'indemnité doit être entière, sous peine de ne pas atteindre le but qu'on se propose.

On peut braver des craintes mal fondées, mais on n'est pas long-temps au-dessus des cris poussés par un juste désespoir.

Que répondrez-vous à l'émigré qui dira : Voilà mon château, mon parc, mes terres, mes prés, mes vignes ?

Vous n'oserez pas lui répondre, tant que vous ne pourrez pas lui démontrer qu'il en a reçu le prix intégral.

Le détenteur actuel d'un bien d'émigré, à quelque titre que ce soit, vous témoignera des scrupules ; comment le ferez-vous taire si vous ne pouvez pas lui donner la certitude que le prix de l'héritage originairement envahi se trouve dans la caisse de l'ancien propriétaire, et que le gouvernement a totalement payé la dette de ce possesseur délicat ?

Ainsi nous paierons intégralement ; mais, pour y parvenir, nous ne prendrons pas pour base des expertises et des adjudications qui ne conduiroient le plus souvent qu'à des erreurs.

Nous ne prendrons pas pour base unique, mais nous consulterons attentivement les rôles de l'imposition foncière telle qu'elle existoit, quoique sous des noms différens, en 1789, ceux de 1790, 1791, et enfin ceux actuels.

Nous serons donc obligés de nous attacher fortement aux localités; c'est là et ce n'est que là que, debarrassés de l'intrigue des agens d'affaires trop souvent unie à l'omnipotence bureaucratique de la centralisation, nous trouverons la vérité sans nuage.

Et qu'on ne s'épouvante pas de l'immensité du travail : divisé et subdivisé à l'infini, il peut être aisément terminé d'une session à l'autre.

Il sera l'ouvrage d'honnêtes gens. C'est toujours à eux qu'il en faut revenir quand on veut opérer le bien.

Le roi, la charte et les honnêtes gens, a dit un illustre écrivain; en effet les meilleures lois deviennent mauvaises quand l'exécution en est confiée à des mains corrompues. *Justitia est constans ac perpetua voluntas jus suum cuique tribuendi.*

FIN.

www.ingramcontent.com/pod-product-compliance
Ingram Content Group UK Ltd.
Pitfield, Milton Keynes, MK11 3LW, UK
UKHW020454230726
13925UKWH00005B/1926

9 782013 446303